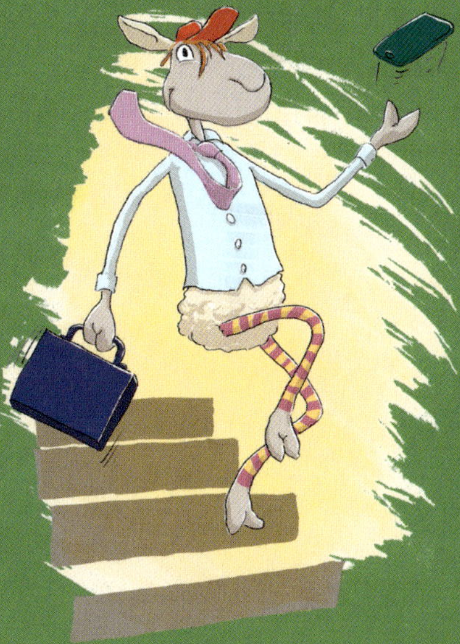

Dr. med. Claudia Croos-Müller

Bleib cool
Das kleine Überlebensbuch für starke Nerven

Soforthilfe bei Stress, Arbeitsfrust & Co.

Mit Illustrationen von Kai Pannen

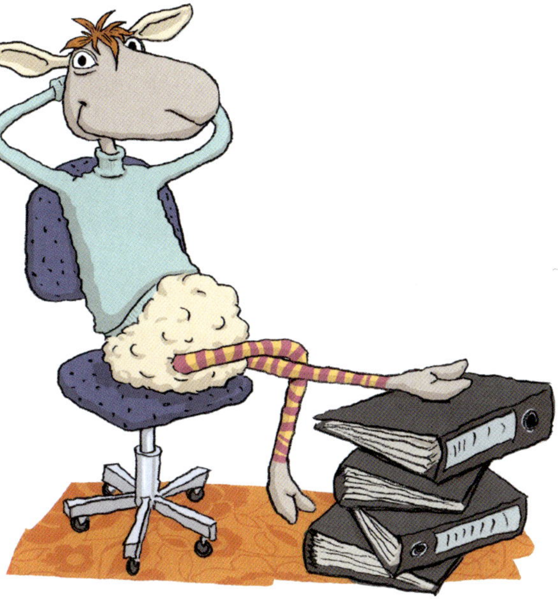

KÖSEL

17 Soforthilfe-Übungen für starke Nerven

In diesem Buch findest du folgende Übungen:

Warum dir die Starke-Nerven-Übungen helfen

Die BODY 2 BRAIN CCM® Übungen sind

- Miniübungen für Körper und Gehirn,
- aktive Immunisierung gegen Stress und sonstiges Nervengift,
- Nebenbei- und Jederzeit-Übungen,
- unauffällig, alltagstauglich,
- sofort superwirksam,
- sooooo lustvoll.

Die BODY 2 BRAIN CCM® Übungen sind deine Selbstfürsorge-To-do-Liste bei

- Selbstausbeutung,
- Digitalisierungstsunami,
- erschöpfter Resignation,
- Wutanfällen und Nervenzusammenbruch.

In der Ruhe liegt die Kraft: Oben bleiben statt untergehen. Cool bleiben eben.

Die vier Gute-Laune-Schafe Oscar, Emily, Willy und Marie zeigen dir, wie's geht: kinderleicht statt erwachsenenschwer.

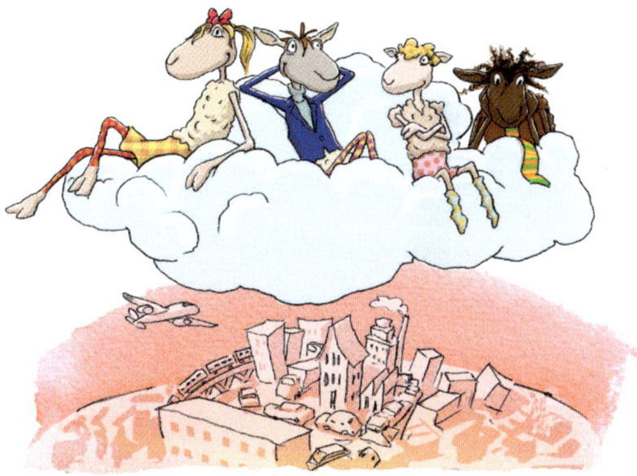

Die BODY 2 BRAIN CCM® Methode

Embodiment, die Wechselwirkung zwischen Körper und Psyche, wird wissenschaftlich intensiv erforscht und in vielen Bereichen genutzt. BODY 2 BRAIN CCM® Übungen lassen durch einen Transfer zwischen deinem Nervensystem, deinem Körper und deinem Gehirn stabilisierende Neurotransmitter entstehen. Die wiederum stärken deine Emotionen und Lebenseinstellung, sodass dir dein Leben Freude macht und Arbeitsfrust und Erschöpfung keine Chance haben.

- Gegen äußere Belastungen kannst du dich mit BODY 2 BRAIN CCM® emotional und mental immun machen.
- Bereits die Vorstellung oder die Gedanken an einzelne BODY 2 BRAIN CCM® Übungen können in deinem Gehirn einen Zustand von Energie und Selbstberuhigung bewirken. Das wird als Carpenter-Effekt bezeichnet.
- Die Übungen sind rezeptfrei.
- Du musst in keinem Wartezimmer auf einen Behandlungstermin warten.
- Es gibt keine unangenehmen Nebenwirkungen, die zum Absetzen zwingen würden – ganz im Gegenteil.

Du wirst in diesem Buch ein paar Übungen mit einem abwechselnden Rechts-links-Rhythmus finden. Das wird als bilaterales Stimulieren bezeichnet (EMDR, siehe www.emdria.de) und kann den Effekt deiner Übungen verstärken.

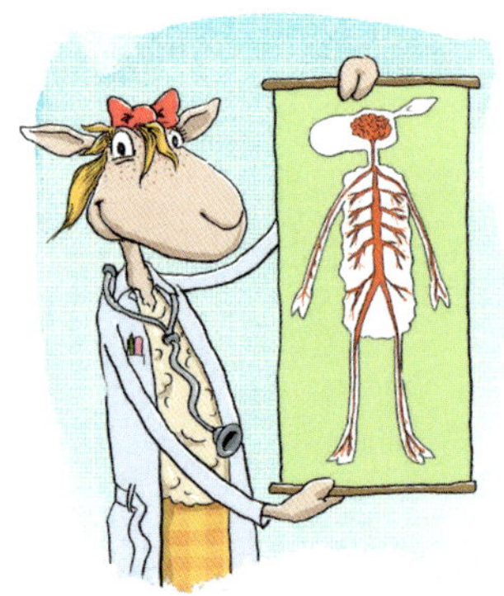

Wie du dieses Buch (be)nutzen kannst

- Stell dir aus den folgenden BODY 2 BRAIN CCM® Übungen dein Nerven-Coolness-Programm zusammen.
- Was für jedes Fitnessprogramm gilt – egal, ob für deine Muskeln oder für dein Gehirn und deine Gefühle –, gilt auch hier: **Je öfter und regelmäßiger, desto wirkungsvoller.**
- Stell dir den Wecker, lass dich durch dein iPhone erinnern: Jede Stunde eine BODY 2 BRAIN CCM® Mini-Übung.
- Beginne beim Aufstehen, denn ein guter Tag fängt morgens an.
- Mach über den Tag verteilt Übungen als schönes Überlebenstraining.
- Mach abends weiter, um dann gut schlafen zu können.
- Probiere auch immer wieder eine neue Übung – experimentiere.

So kannst du allmählich zu einem Fels in der Brandung werden. Das ist für dich gut, aber auch für dein Umfeld, denn nervenstarke Typen werden respektiert.

Regelmäßiges Psycho-Work-out ist eine ausgezeichnete Vorsorge gegen Arbeitsstress und Nervenkrisen.

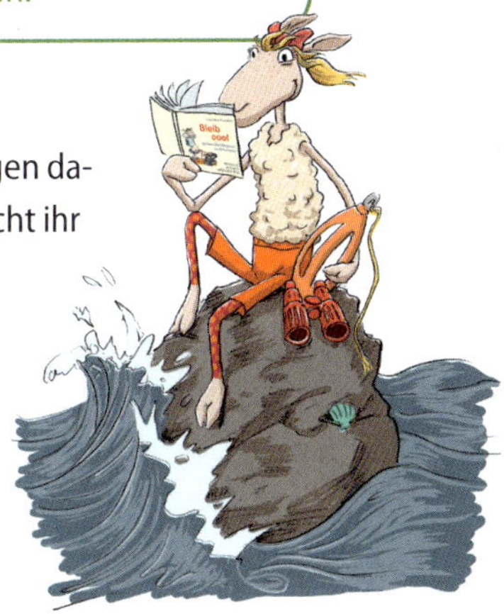

Du kannst Arbeitskollegen davon erzählen. Dann macht ihr die Übungen vielleicht sogar zusammen. Gemeinsame Freude ist doppelte Freude und das erhöht den Erholungseffekt eurer Nerven.

Was du über dich und dein Nervensystem wissen solltest

Dein Gehirn ist deine Schaltzentrale. Von hier aus werden alle Prozesse in deinem Körper gesteuert und koordiniert und von außen kommende Reize verarbeitet. Ca. 100 Milliarden Nervenzellen sind durch etwa 100 Billionen Synapsen (neuronale Verknüpfungen) eng miteinander verbunden und etwa eins deiner Neurone mit 1000 anderen Neuronen. Die Länge aller Nervenbahnen beträgt etwa 5,8 Millionen Kilometer, das ist der 145-fache Erdumfang.

Du bist ein Nervenbündel. Ob im Guten oder im Schlechten, ist deine Entscheidung und hängt vom pfleglichen Umgang mit deinem Nervensystem ab. Nerven wie Drahtseile – das wäre schon drin bei diesem Potenzial.

Fachleute meinen, dass die Speicherkapazität unseres Gedächtnisses etwa ein Petabyte betrage – die Größe des gesamten World Wide Web! Von so einem Superrechner können Geheimdienste nur träumen.
Und er gehört dir!

- Dein **Großhirn** übernimmt alle Arbeitsaufträge, sucht nach Lösungen, führt eine To-do-Liste und lernt jeden Tag dazu. Es ist auch für Gefühle zuständig: Freude über Erfolge, Ärger und Niedergeschlagenheit bei Misserfolgen. Das Großhirn ist auch für dein Gedächtnis zuständig und dein innerer Kritiker hat hier seinen Stammplatz.
- Dein **Zwischenhirn** ist der pharmazeutische Unternehmensbereich: Hier werden Hormone und Neurotransmitter produziert und verteilt. Sie beeinflussen deine Gesundheit – im Guten wie im Schlechten.

- Dein **Hirnstamm** ist die innere Schaltzentrale: Deine gesamten Organe, Schlaf- und Wachrhythmus, Blutdruck, Körpertemperatur und Wasserhaushalt werden dort ständig gecheckt und optimiert.
- Dein **Kleinhirn** brauchst du für koordinierte Bewegungsabläufe, Gleichgewicht und Informationsverarbeitung.

Die Aktivität deiner Nervenzellen geschieht durch den Transport elektrisch geladener Teilchen. Deren Geschwindigkeit und Intensität lässt sich mit der Elektroenzephalografie (EEG) messen und als Kurve darstellen:

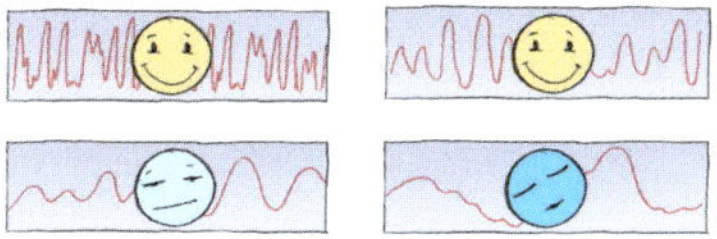

Im ausgeglichenen Zustand hat dein Gehirn ca. zwölf kleine elektrische Entladungen pro Sekunde, im angestrengten Zustand 30 bis 35 Entladungen pro Sekunde, in Ruhe fünf bis sieben und im Tiefschlaf zwei bis drei Entladungen.
Trotz seiner riesigen Datenmengen benötigt dein Gehirn nur ca. 20 Watt. Ein Stromsparwunder! Aber für diese Wahnsinnsleistung braucht es auch mal eine Erholungspause.

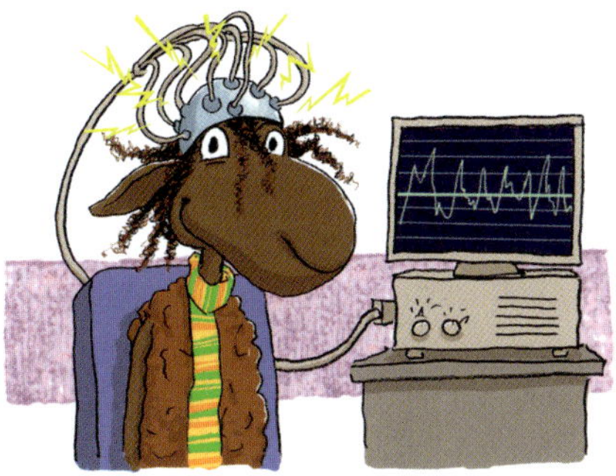

Dein Gehirn steht ständig unter Strom. Grund genug für dich, mal bewusst den Stand-by-Modus einzuschalten.
Kleine BODY 2 BRAIN CCM® Übung: Schließe für fünf Sekunden deine Augen und denk mal nix. Jetzt gleich!

Was du über Stress, Burnout & Co. wissen solltest

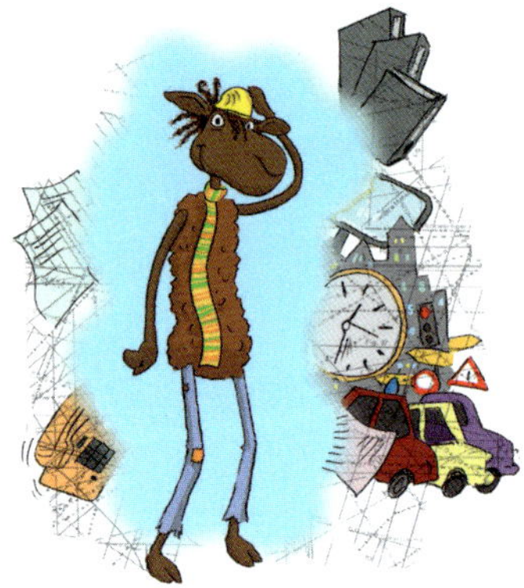

Die ganze Welt kennt Stress – Pflanzen, Tiere, Menschen: physische und psychische Reaktionen auf Belastungen und Veränderungen. Bei jeder Stresssituation produziert dein Gehirn Stresshormone, die Auswirkungen auf alle Körperreaktionen und Emotionen haben. Grundsätzlich pushen dich diese Hormone vorwärts – gut so. Aber Dauerstress bedeutet Dauerbelastung von Körper und Psyche mit irgendwann negativen Auswirkungen:

- körperliche Krankheiten wie Bluthochdruck oder Herzinfarkt,
- psychische Erkrankungen wie Panikattacken oder Depression,
- Dekompensation auf der ganzen Linie: **körperlich-geistiger Festplattenabsturz.** Nichts geht mehr – Burnout.

Besonders fiese Stressoren sind Zeitdruck und Hetze, Multitasking und Technostress, Lärm und ständige Veränderungen. Schlechtes Betriebsklima, Mobbing und üble Zeitgenossen sind oft selbst das Ergebnis von Stress, der weitergegeben wird. Eine Spirale der Vernichtung.

Die Aufgabe unserer Zeit: psychomentale Gesundheit. Mach mit! Sei Trendsetter! Fang gleich an mit einer **BODY 2 BRAIN CCM® Übung: Rolle deine Schultern abwechselnd rechts und links mit Schwung nach hinten – wirft den Stress ab!**

Selbst Nerven wie Drahtseilen wird es manchmal zu viel. Das ist eine normale Reaktion auf Belastung ohne ausreichende Regeneration. Bedenklich wird's dann, wenn

- deine Geduld immer weniger wird und dich alles schnell nervt,
- du gereizt und unfreundlich wirst,
- dich sogar Familie und Freunde nerven,
- du häufig Fehler machst und deine Konzentration nachlässt,
- du alles Mögliche vergisst,
- kein Urlaub richtig Erholung bringt,
- dein Schlaf miserabel wird,
- du ständig irgendwelche Körperbeschwerden hast,
- deine Stimmung komplett im Keller ist,
- dir das ganze Leben als ein einziger sinnloser Mist erscheint,
- du Angstzustände hast,
- du morgens nicht mehr aufstehen willst, weil dich der Arbeitsberg lähmt,
- du so ausrastest, dass die anderen sich an den Kopf fassen.

Diese Warnhinweise auf einen bevorstehenden Festplattenabsturz deines zentralen Nervensystems solltest du unbedingt ernst nehmen. Spätestens jetzt braucht dein Gehirn sehr regelmäßige und effektive Ruhepausen.

Deshalb jetzt gleich schon eine **kleine BODY 2 BRAIN CCM® Anti-Stress-Übung**: **Einfach mal den Kopf hochnehmen, Luft wie mit einem Strohhalm einatmen und beim Ausatmen ordentlich auspusten. Pffffhhh!**

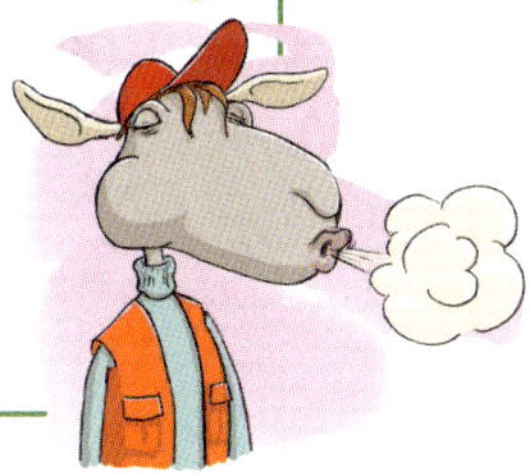

Was du über dich und deine Gesundheit wissen solltest

Salutogenese ist die Wissenschaft zur Entstehung von Gesundheit. Du solltest nicht nur deine Laborbefunde googeln und Röntgenbilder sammeln, sondern auch mehrmals täglich etwas für deine körperliche und psychomentale Gesundheit tun.

Gesundheit ist der wunderbare Zustand des Wohlbefindens, wenn deine äußeren Lebens- und Arbeitsbedingungen zu deinen körperlichen, psychischen und sozialen Möglichkeiten passen. Die Weltgesundheitsorganisation hält übrigens psychische Gesundheit für die wesentliche Voraussetzung für Gesundheit überhaupt.

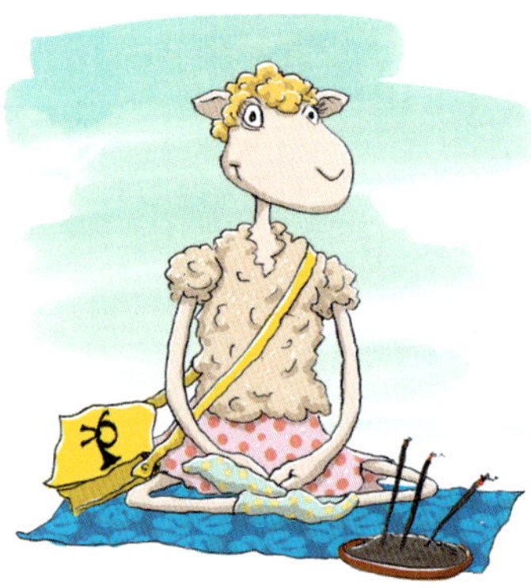

Deine **Gefühle** bestimmen dein Leben und deine Gesundheit. Je mehr und je länger du dich ängstigst, wütend oder unglücklich bist, desto mehr belastest du damit deine Gesundheit. Vorsorgeprogramme zielen darauf ab, deine Gefühle und damit deine Gesundheit zu stabilisieren. Friede, Freude, Eierkuchen – hört sich banal an, lohnt sich aber.

Deine **psychomentale Gesundheit** ist abhängig von deiner **Resilienz**, deiner angeborenen und erlernten Widerstandsfähigkeit gegen Belastung und Krisen. Resilienz hilft dir, dass Stresssituationen dich nicht überwältigen oder kaputt machen.

Übrigens: Dazulernen kannst du ein Leben lang. Die **neuronale Plastizität** deines Nervensystems ermöglicht dir das. Also keine Ausreden!

Warum du dieses Buch (be)nutzen sollst

Die Übungen machst du nicht zur Produktivitätssteigerung für einen Konzern. Es sei denn, du siehst dich als dein eigener Konzern – was eine gute Einstellung wäre –, denn dann wirst du in deine Gesundheit investieren.

Selbstoptimierung deinem Nervenkostüm zuliebe ist okay. Sei dein eigener Arbeitsschutzbeauftragter!

- Immer schneller, immer höher – vergiss es. Der Hochsprungrekord für Menschen liegt schon seit 1993 bei 2,45 m.
- Immer mehr – das halten die besten Nerven nicht aus.
- Kleine alltagstaugliche BODY 2 BRAIN CCM® Nebenbei-Übungen sind eine super Lebensversicherung.
- Die kleinen Nervenschoner-Übungen bringen Arbeitsspaß.

Die Übungen machst du für dich, deine Gesundheit und dein Wohlbefinden. Es geht um dich und deine Lebenszeit.

Vier nervenstarke Freunde als Bodyguard
Wer etwas auf sich hält, hat heutzutage einen Coach und Personal Trainer. Du hast die vier Gute-Laune-Schafe Oscar, Emily, Willy und Marie und ihre BODY 2 BRAIN CCM® Übungen für gute Nerven in stürmischen Zeiten.

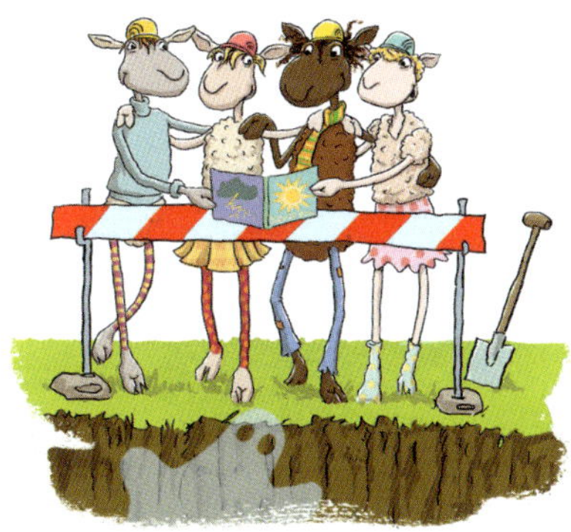

Übung 1

Energie tanken

Handschale

Forme deine beiden Hände zu einer kleinen Schale.
Betrachte diese Schale.
Fülle sie nun in Gedanken mit der Energie, die du jetzt gerade in dir verspürst.
Wie viel ist das?
Ist deine Energieschale halb voll?
Gut gefüllt?
Ist nur gerade der Boden der Schale bedeckt?
Wie viel auch immer:
Hebe deine Handschale nun vorsichtig zu deinem Mund und deinen Lippen.
Schlürfe sie langsam aus.
Bedecke nun mit beiden Händen kurz deine beiden Gesichtshälften.
Atme einmal ruhig und tief ein und wieder aus.
Den Rest deines energetischen Handinhalts kannst du nun sanft über deiner Herzgegend verreiben.

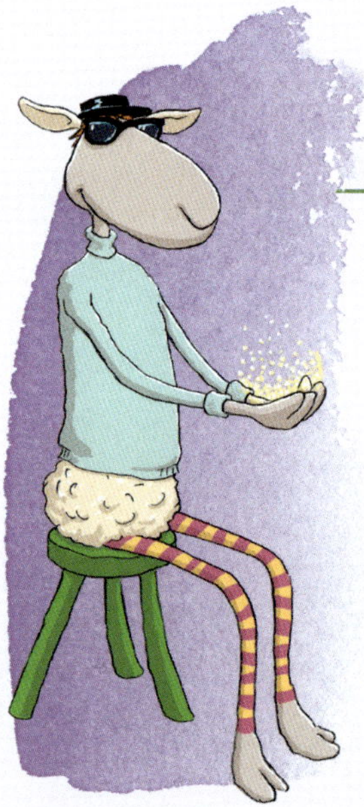

Mache diesen kleinen Energie-check jede Stunde.
Je nach Ladezustand deines Akkus solltest du dann noch eine der kleinen Übungen von den folgenden Seiten dranhängen.
Dauer insgesamt: maximal 90 Sekunden.
Das müsste doch drin sein, oder?!

Warum »Handschale« hilft

Diese Übung ist für dein zentrales und peripheres Nervensystem lebensnotwendig. In diesem Augenblick bleiben alle äußeren Anforderungen, alle Zwänge und dein eventueller Selbstoptimierungswahn außen vor. Dein Gehirn braucht sich mit fremd- und selbstverordneten Aufgaben 90 Sekunden lang nicht beschäftigen. In dieser kurzen Zeit wird das ständig laufende Hintergrundprogramm deines Gehirns »Organfunktionen / Organzustand / Organbedürfnisse« aktiv aufgerufen – mit der Erkenntnis deines Großhirns, wie es um dich steht und was zu tun ist, damit du körperlich, geistig und emotional stabil bleibst. Das Formen deiner Hände zu einer Handschale aktiviert den für Motorik zuständigen Teil in deinem Großhirn. Die Konzentration auf den Füllungszustand deiner Energie-Handschale aktiviert den Funktionsbereich Achtsamkeit in deinem Großhirn. Es schaltet sich nun auch verstärkt dein Kleinhirn ein. Durch die ruhige Bewegung deiner Hände zum Mund, die Bewegung deiner Lippen, das Schlucken, das Berühren deiner Hautnerven im Bereich des Gesichts und deiner Herzgegend wird ein großer Ruheimpuls an das Gehirn zurückgesendet mit dem Ergebnis: **Energie sparen, kurze regenerative Auszeit.**

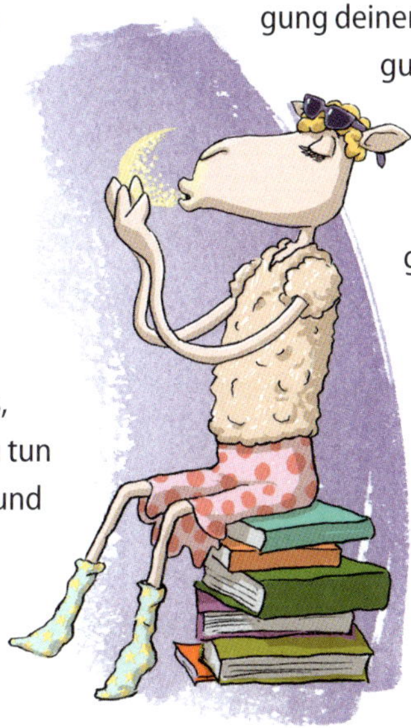

Übung 2

Runterkommen

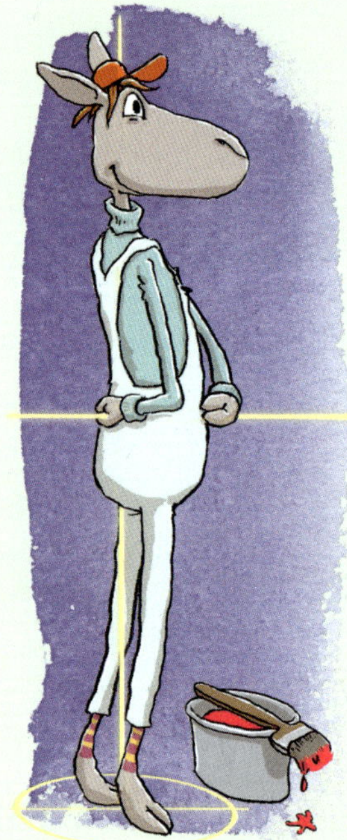

Deine Mitte spüren

Stehe aufrecht und etwas breitbeinig.
Lege eine Hand auf deinen Bauchnabelbereich.
Die andere Hand legst du auf gleicher Höhe hinten auf deine Lendenwirbelsäule.
Stelle dir zwischen deinen beiden Händen eine waagrechte Verbindungslinie vor.
Und nun stellst du dir vor, wie von deinem Scheitel durch deinen Körper hindurch bis zum Boden zwischen deinen beiden Beinen eine weitere senkrechte Verbindungslinie läuft.
Spüre die Stelle, wo sich waagrechte und senkrechte Linie in deinem Körper treffen.
Das ist deine Körpermitte.
Verstärke die Wahrnehmung durch zarten Druck mit deinen beiden Händen.
Die Mitte. Mmmh.
Verweile ein wenig in ihr. Mmmh.

Das Spüren deiner Körpermitte lässt dich wieder zu dir kommen.

Runterkommen

Schaukeln

Wenn's dir mal so richtig reicht: Geh einfach schaukeln!
Schaukeln geht immer. Wirklich!
Im Stehen – etwas breitbeinig – kannst du dich leicht hin- und herwiegen.
Im Sitzen auf einem Stuhl geht das auch: Hin- und herschaukeln.
Hin und her.
Von rechts nach links. Von links nach rechts.
Besonders bei ärgerlichen Telefonaten: Statt zu schreien oder nachher zu platzen, wiege deinen Körper hin und her.
Hin und her.
Das ist auch eine schöne Rechts-links-Übung, also EMDR in wirksamer Reinform.

Über den Tag verteilt bringt Schaukeln vielfache Erleichterung.

Wie wär's mal mit einer kleinen innovativen Idee: eine Hängematte an deinem Arbeitsplatz für eine Powersnack-Mini-Mittagspause? Nur Mut!

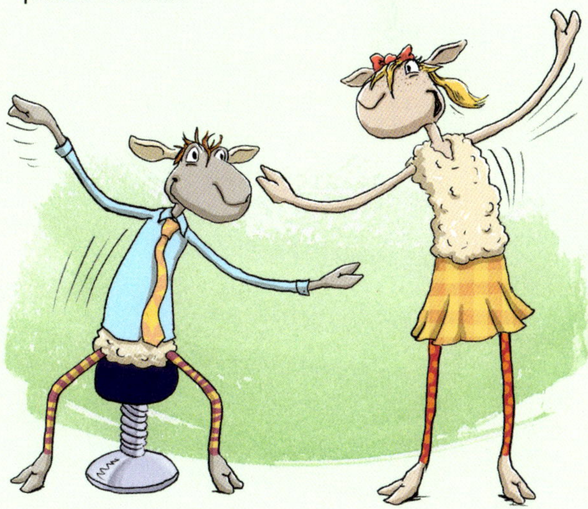

Übung 2

Runterkommen

Schlendern

Wie: Schlendern geht nicht? Passt nicht?
Bloß im Urlaub?
Ach was! Fang jetzt gleich an: Schlendern.
Besonders bei kleinen Wegen, die du
während deiner Arbeit zurücklegen musst:
Nimm ein bisschen Geschwindigkeit raus
und wiege dich dabei in den Hüften.
Und deine Schultern dürfen auch:
Schlendern.
Die Schultergelenke wiegen sich
leicht mit beim Gehen.
Und deine Wirbelsäule darf auch:
Schlendern.
Deine Wirbelsäule bewegt sich sacht mit
beim Schlendern – wie ein junger Baum
im Wind.
30 Sekunden schlendern. Das ist immer drin.

Schlendrian ist Baldrian.

Und wieder ist der Rechts-links-Rhythmus, also EMDR, als Verstärker dabei.

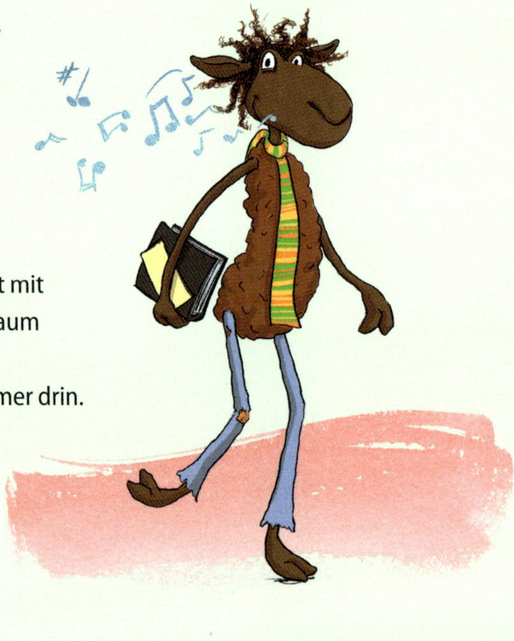

Warum »Deine Mitte spüren«, »Schaukeln« und »Schlendern« hilft

Jede dieser Übungen beschäftigt dein Groß- und dein Kleinhirn. Dadurch sind die schon mal abgelenkt von Grübeleien und Ärger. Das reduziert die Produktion von Stresshormonen. Vor allem aber haben dein Groß- und dein Kleinhirn Spaß bei diesen Übungen und erinnern sich vielleicht an frühere lustige Tage, wo für so was noch Zeit war. Das alles produziert »Freudehormone«.

Deine Muskeln und Gelenke dürfen sich endlich lustvoll lockern und aus der Erstarrung befreien. Diese Botschaft geben sie an das Gehirn weiter, was dort weitere Freudehormone bewirkt. Und durch die langsamen Lustbewegungen werden Endorphine gebildet: schmerzlindernde und euphorisierende Substanzen.

Beim Schaukeln und Schlendern werden nicht nur alle beteiligten Muskeln und Gelenke gelockert. Durch weitergeleitete Nervenimpulse in deinem Gehirn wird auch ein ähnlicher Zustand erzeugt: Du lässt deinen Gedanken ein wenig freien Lauf, sie dürfen abschweifen. Das ist für bestimmte Gehirnbereiche eine wichtige Erholungspause.

Zwischendurch Runterkommen statt Herzinfarkt oder Wutanfall geht immer. Und: Muss auch sein!

Das **Tempo regulieren** bringt ein dickes Bankkonto.
Zugangscode: **Lebensgewinn.**

Übung 3

Guter Abstand

Handraute (»Merkel-Raute«)

Falls du diese Handhaltung tatsächlich noch nicht kennen solltest:
Wenn du stehst, lehne deine Unterarme auf deine Hüften auf.
Und wenn du sitzt, kannst du deine Unterarme auf deine Oberschenkel oder auf den Tisch vor dir auflegen.
Lass nun deine Hände entspannt und deine Finger leicht ausgestreckt.
Und jetzt lass deine Finger sich sanft gegeneinanderlehnen: alle rechten Fingerspitzen an alle linken Fingerspitzen.
Daumen zu Daumen, Zeigefinger zu Zeigefinger – und so fort.
Jeder Finger findet seinen Anlehner.
Das ist jetzt ein kleines Dreieck mit den Fingerspitzen nach vorne.
Spüre den schönen Schutz-Abstand zum Außenherum. Und die Ruhe.

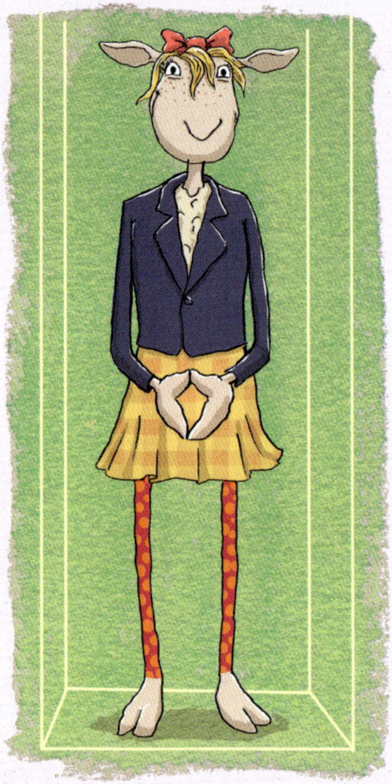

Bei Debatten und sonstigem Geschrei und Hektik: Sammlung und Abstand durch Handraute.

Guter Abstand

Schulterwurf

Eine weitere schöne Übung im Rechts-links-Muster (EMDR):
Strecke beide Arme leicht nach vorne aus, Handflächen nach oben.
Und jetzt bewege die Arme abwechselnd mit Schwung von vorne nach oben und nach hinten.
Über die Schulter. Schwupps!
Rechts und links im Wechsel.
Und rechts. Schwupps!
Und links. Schwupps!
Schulterwurf!
Lass den Stress hinter dir!
Lass den Ärger hinter dir!
Schwupps, über die Schulter!

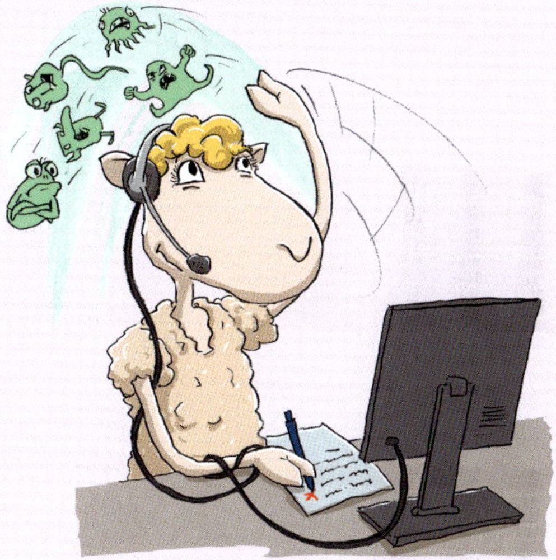

Eine schöne Ist-mir doch egal-Geste. Schulterwurf ist auch ziemlich wirksam gegen Selbstoptimierungswahn.

Übung 3

Guter Abstand

Herzpflaster

Einfacher geht es fast nicht.
Und ziemlich unauffällig.
Vielleicht machst du das manchmal sogar im Reflex.
Lege einfach die Hand auf dein Herz.
Genauer: auf den Brustkorbbereich über deinem Herzen.
Lass deine Hand dort kurz verweilen.
Ganz sanft.
Oder mit einem leichten, ermutigenden Druck.
Spüre dabei einfach deinen Herzschlag.
Gehe auf deinen Rhythmus des Lebens ein.
Und – wenn's irgendwie geht – dabei lächeln: ein schöner Verstärkungseffekt!

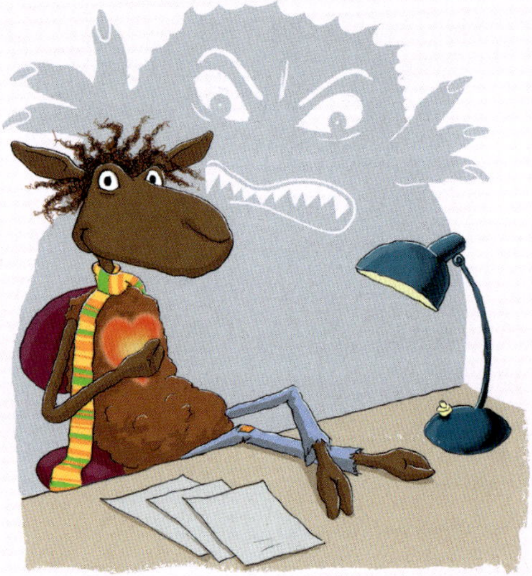

Herzpflaster ist eine fürsorgliche Schutzgeste für dich selbst.
Gut gegen Herzrasen, aus welchen Gründen auch immer.

Warum »Handraute«, »Schulterwurf« und »Herzpflaster« hilft

Allen Aktivitäten der Hand und des Arms räumt dein Großhirn viel Platz, Energie und Aufmerksamkeit ein: Der Bereich der sensomotorischen Rinde ist damit beschäftigt, die Bewegungen korrekt auszuführen und gleichzeitig die Bewegungsinformationen von Hand und Arm emotional zu verarbeiten. Und das Kleinhirn arbeitet kräftig dabei mit. Andere Gehirnareale, die gerade noch irgendwelche Probleme lösen sollten oder sonst wie beschäftigt waren, werden in diesem Augenblick vernachlässigt. Genau das ist gut: Sie können sich in der Zeit etwas erholen.

- Durch die ruhige Handhaltung werden gestresste Hirnbereiche beruhigt.
- Durch die fröhliche Schulterwurfbewegung werden sie erheitert.
- Kombi aus BODY 2 BRAIN mit Rechts-links-Bewegungen: zusätzlicher Energiesnack.

Die Herzpflaster-Übung bringt dir noch einen zusätzlichen Gewinn: Über die Hautnerven wird die beruhigende Körperberührung weitergeleitet: Der Effekt des Nervus vagus (ein besonderer Nerv, der unter anderen den Herzschlag stabilisiert) verstärkt sich und gleichzeitig wird an das Gehirn die Info weitergeleitet: emotionale Wärme. Dies führt zur Ausschüttung von Endorphinen und Oxytocin: wunderbare Beruhigungstabletten aus der Abteilung »Körpereigene Produktion«.

Ruhige Handhaltung, lustvolle Armbewegung und liebevolle Körperberührung schaffen mentalen und emotionalen Abstand von vielen Aufregern.

Übung 4

Spielereien

Harfe spielen

Wann hast du das letzte Mal Harfe gespielt?
Überhaupt noch nie nicht?
Dann wird es aber Zeit!
Ganz einfach mal aufrecht sitzen.
Stell dir nun eine Harfe vor deinem Körper vor.
Nimm deine Arme ein wenig hoch.
Lass deine Finger rechts und links über die Harfensaiten gleiten.
Und ein wenig zupfen, rechts und links.
Mal zart. Mal fest.
Mal schnell. Mal langsam.
Deine Finger spielen ein schönes Liedchen.
Sie spielen. Und tanzen.

Statt wütend mit geballten Fäusten dazusitzen: Lass deine Finger spielen!

Wenn das mit der Harfe gar nicht geht: Finger schnippen, rechts und links im Wechsel.
Oder spiel Schnick, Schnack, Schnuck mit einem lieben Menschen.

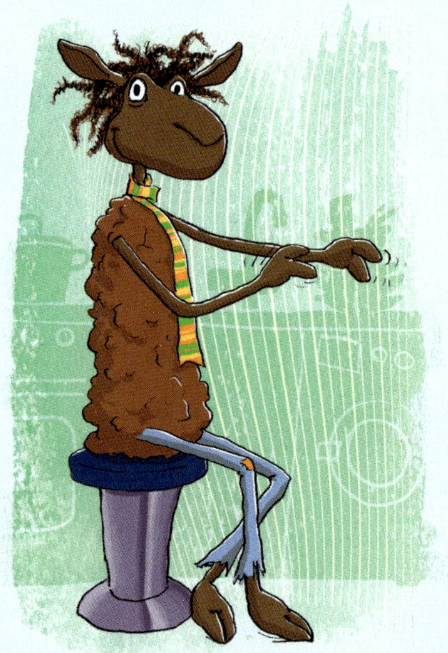

Übung 4

Spielereien

Grün sehen

Heb mal deinen Kopf und schau ein wenig um dich herum.
Lass deine Augen wandern: Wo ist Grün?
Hellgrün.
Dunkelgrün.
Frühlingsgrün.
Smaragdgrün – Grün in allen Variationen.
Für ein paar Sekunden: Konzentriere dich auf Grün.
Eine Nuance Grün. Oder 50 Nuancen Grün.
So viele Abstufungen können deine Augen und die Sehrinde in deinem Gehirn wahrnehmen.
Grün: Wohlfühlfarbe.
Wissenschaftlich erwiesen.
Wie beim Chamäleon, wenn es gut drauf ist.
50 Shades of green.

Immer wenn du rot- oder schwarzsiehst:
Stell deinen mentalen oder deinen echten Bildschirmschoner auf Grün.
Augen-Wellness macht Nerven-Wellness.

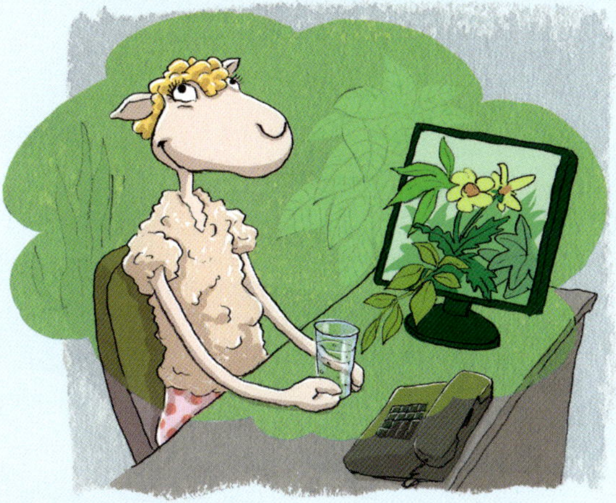

Übung 4

Spielereien

Bouldern

Das ist nun wirklich einfach.
Dazu brauchst du dir nur deine Arbeit als Berg vorzustellen.
Und nun fang an zu klettern.
Hoch die Arme, greift dir einen Vorsprung.
Zieh dich hoch, rechts und links im Wechsel.
Mit den Beinen schiebst du nach.
Und für die Füße suchst du dir einen guten Halt.
Auf geht's! Fünf Meter Höhe in 30 Sekunden gehen locker.

Falls du's bequemer magst: Dehne und strecke dich wenigstens mal.
Richte dich ein wenig auf – dehne deine Wirbelsäule. Mmmh!
Und die Arme. Aaah! Und die Finger. Aaah!
Vergiss deine Beine und deine Zehen nicht. Aaah!

Und jetzt noch deine Kiefergelenke dehnen: Gäääähnen.
Räkle dich fit!

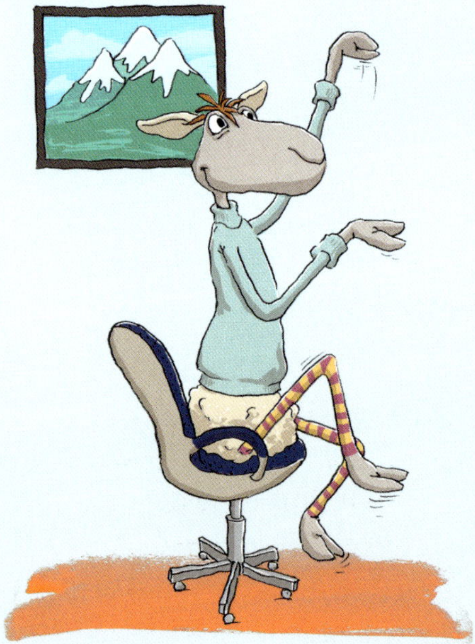

Warum »Harfe spielen«, »Grün sehen« und »Bouldern« hilft

Viel Arbeit unter Druck erledigen zu müssen, ist kein Spaß für dein Gehirn, sondern Anstrengung. Als Baby hast du das meiste durch kleine Spiele gelernt, und im Freude-Modus ist auch dein Erwachsenen-Gehirn leistungsfähiger.

Spielerische Tätigkeiten zwischendurch bauen Stresshormone ab.

- Beim Harfen-Handspiel oder Finger-Schnipp-Spiel sind dein Großhirn und dein Kleinhirn spielerisch beschäftigt. Gleichzeitig werden alte Spiel-Erinnerungen aktiviert – Ergebnis: Produktion von »Freude-Neurotransmittern«.
- Beim Bouldern und beim Dehnen und Strecken sind noch mehr Muskeln, Gehirnfunktionen und Neuronen aktiv. Nicht nur deine Wirbelsäule und deine Gelenke werden mechanisch gedehnt. Es kommt auch zu einem emotionalen Stretching Effekt: Du bist auch mental wieder besser drauf.
- Dein Auge und dein Sehnerv, der im Gehirn in der Sehrinde endet, brauchen auch Entspannung. Denn sie sind nicht nur bei Bildschirmarbeit, sondern in jeder Form von Wachzustand aktiv. Grün sehen beruhigt den Sehnerv und deine emotionalen Zentren.
- Beim Gähnen werden deine Kiefergelenke gedehnt: eine ausgezeichnete Selbstmedikation gegen Spannungskopfschmerz und Stressmigräne.

Mach dich körperlich und geistig locker: Beweg dich spielerisch fünfmal am Tag je 60 Sekunden in grüner Umgebung. Das bessert deine Laune und dein Selbstwertgefühl und lindert Stress!

Übung 5

Ruhige Pausen

Virtuell rauchen – Verschnaufen

Für alle Raucher und Nichtraucher: Eine kleine Zigarettenpause ist super!
Aber eben virtuell. Imaginär. So tun als ob.
Verlasse deinen Arbeitsplatz.
Oder lehne dich wenigstens sehr genüsslich auf deinem Stuhl zurück.
Nun umschließen deine Lippen langsam die imaginäre Zigarette.
Zünde sie an.
Nimm einen langsamen Zug aus der Zigarette.
Nun puste zart und genussvoll aus.
Schau ein wenig hinter den Rauchwölkchen her.
Und noch mal. Und noch mal.
Das hat einen besseren Effekt als eine echte Zigarette.

Langsames Einatmen. Langsames Ausatmen.
Ruhe. Auszeit.
Und alles mit guter Sauerstoffzufuhr für dein Gehirn.

Für eine richtig gute Verschnaufpause brauchst du nur ruhig ein- und ausatmen, langsame Bewegungen für 60 Sekunden. Das geht überall.

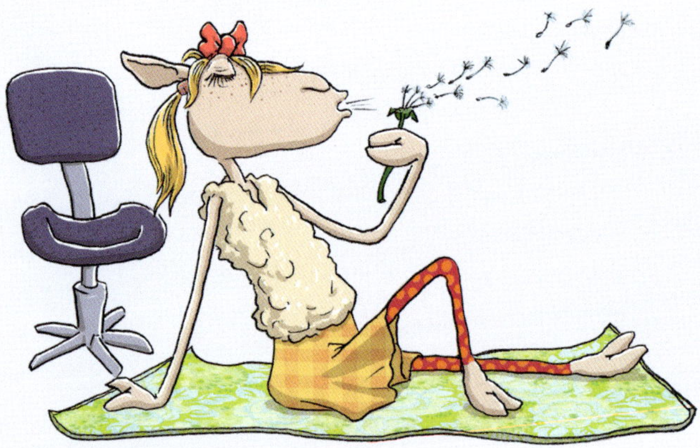

Ruhige Pausen

Ohren zu

Du bist geräuschempfindlich?
Du kannst dich in dem ganzen Lärm schlecht konzentrieren?
Mach doch einfach deine Ohren zu!
Wie? Finger in die Ohren?
Es geht bequemer und effektiver:
hippe Ohrenschützer.
Viele Schüler machen das freiwillig.
Berufsgenossenschaften verlangen das als Arbeitsschutzmaßnahme.
Also warum nicht auch du: weiche, dicke Ohrenklappen über deine Ohren.
Blopp.
Was für ein Genuss! Stille! Ruhe!
Sofort kann sich dein Hörnerv entspannen.
Und dein Gehirn kann sich auf notwendige Arbeiten besser konzentrieren.
Ende des Geschnatters und der Dauerberieselung.

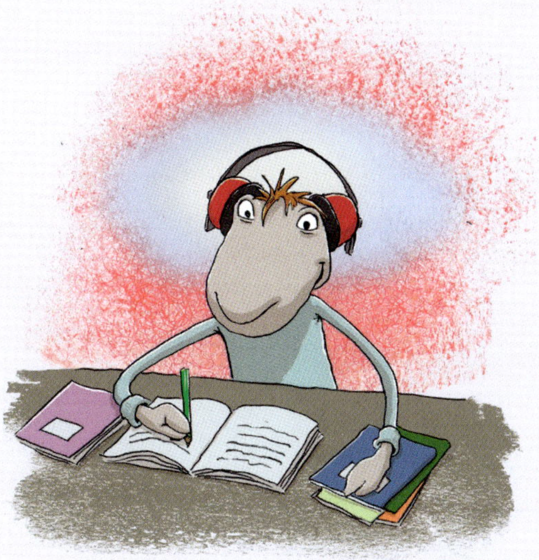

Ohren zu mit Ohrenklappen – ein schönes Zeichen nach außen: Bitte Ruhe, muss mich konzentrieren.
Oder: Brauche einfach mal meine Ruhe.

Übung 5

Ruhige Pausen

Augen zu

Das ist nun die einfachste Pausenübung:
Augen zu.
Das machst du sowieso dauernd,
aber nur als kurzes Blinzeln.
Diesen Lidschlussreflex braucht dein
Auge gegen Austrocknung.
Also nicht dauernd angestrengt auf
deine Arbeit starren.
Lieber verlangsamtes Blinzeln:
Augen zu für 1 Sekunde.
Immer wieder mal.
Du könntest das auch steigern –
besonders, wenn dir schon der Kopf
schwirrt: im Stehen oder im Sitzen
Augen zu für 10 Sekunden.
Und der Knaller wäre: ein kleiner Pausenschlaf von 10 bis 15 Minuten.
Einfach gleich am Schreibtisch.
Danach bist du wie neugeboren.

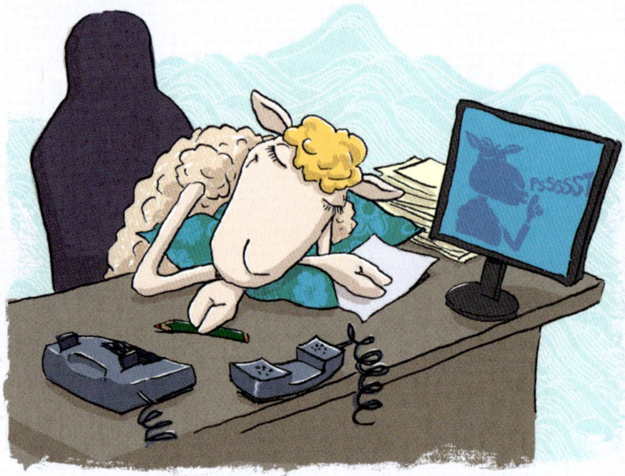

Sprich mal mit deinen KollegInnen und Vorgesetzten: Pausenschlaf ist im Kommen und bringt viel mehr als die zehnte Tasse Kaffee.

Warum »Virtuell rauchen – Verschnaufen«, »Ohren zu« und »Augen zu« hilft

Für jede Form von guter Pause ist dein Gehirn sehr dankbar. Dabei wird das Betriebssystem ein wenig heruntergefahren – gute Prophylaxe gegen Burnout-Festplattenabsturz.

- Beim So-tun-als-ob-Rauchen machst du langsame Bewegungen und atmest ruhig ein und aus. Die Hirnstromtätigkeit wird dadurch etwas langsamer, ohne dass deswegen dein Gehirn schlechter denken würde. Ganz im Gegenteil: Danach ist es wieder frischer.
- Beim Schließen der Augen erholt sich dein Gehirn. Dein Sehnerv kommt dabei kurz zur Ruhe und mit ihm ein großes Gehirnareal, in dem visuelle Außenreize und Informationen ständig verarbeitet werden. Gerade bei Computerarbeit. Und ein Kurzschlaf bringt sämtlichen Gehirnbereichen größten Gewinn.
- Das gilt auch für deinen Hörnerv: Er ist immer auf Empfang, sogar bei einer Narkose – und erst recht bei Lärm. Bei jeder Form von Geräuschverarbeitung kann sich dein Gehirn schlechter auf gerade erforderliche Aufgaben konzentrieren. Sogar beim Hören deiner Lieblingsmusik hat dein Gehirn mehr Mühe, ein kniffliges Problem zu lösen. Denn für zwei unterschiedliche Aufgaben gleichzeitig braucht es mehr Energie und vernachlässigt notgedrungen eine von beiden.

Nach einer guten Pause kann dein Gehirn wieder besser arbeiten. Lust statt Frust.

Die AEG-Regel
Abschalten. Einschalten. Gut.
Ausspannen. Erholen. Geht wieder.

Übung 6

Pausenspaß

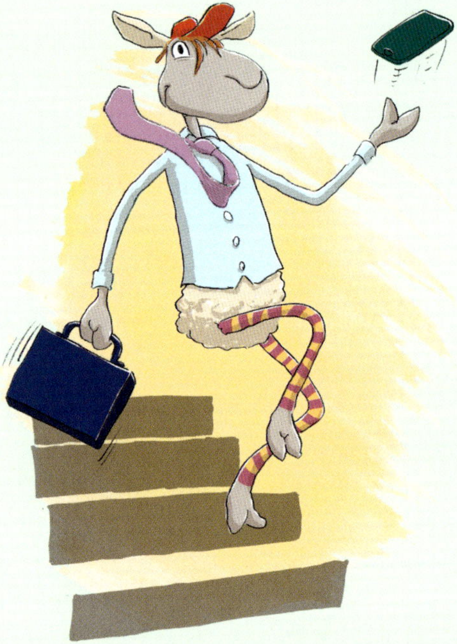

Hüpfen

Wann bist du das letzte Mal gehüpft?
Beim Sport? Keine Zeit? Schon lange her?
Hüpfen geht immer.
Auf deinem Stuhl könnte dein Körper leichte Hopser machen.
Deine Schultern dürfen hüpfen. Dein Hinterteil hüpft.
Auf und nieder. Hin und her.
Im Stehen geht das noch besser: Da sind richtige Hüpfer drin!
Kleiner Hüpfer! Große Hüpfer!
Wie früher beim Seilspringen!
Und dann gibt es sicher noch irgendwo eine Treppe:
Die könntest du auch mal wieder runterhüpfen!
Und nach der Arbeit ein paar Meter zu hüpfen, statt nach Hause zu schleichen:
Das fühlt sich gut an.

Statt mit deinem Smartphone rumzudaddeln: Hüpf mal wieder. Das bringt echt mehr Nervenregeneration!

Übung 6

Pausenspaß

Lachen

Wenn du schon beim Hüpfen bist: Lass dein Zwerchfell hüpfen und deinen Nervus vagus.
Lach mal wieder!
Wie, es gibt nichts zum Lachen?
Na dann erst recht: Lachen!
Den Mund aufmachen, Unterkiefer locker lassen: Hahaha!
Dein Körper macht ein wenig mit: Dein Brustkorb darf ein wenig la-la-lachen.
Und die Schultern wackeln auch ein bisschen mit: Hahaha!
Das geht im Sitzen: Hahaha!
Und im Stehen: Hahaha!
Mit dir allein: Hahaha!
Oder mit ein paar netten Gleichgesinnten: Hahaha im Chor!
Mach dich locker: Probier's einfach mal!
Lockere dein Zwerchfell und damit deine angespannten Nerven!

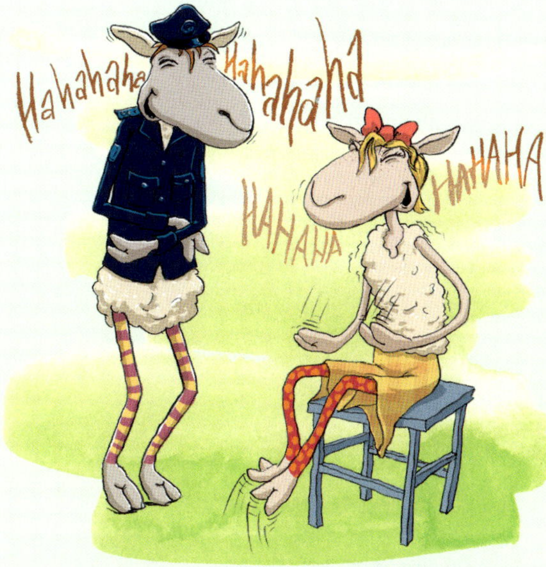

Nerven-locker-Lachen bringt wirklich mehr als Ritalin, Koffein und Co.

Übung 6

Pausenspaß

Rückwärtsgang

Mach noch ein bisschen weiter mit Pausenspaß.
Gehe einfach mal rückwärts.
Vom Schreibtisch zum Fenster: rückwärts.
Vom Arbeitsplatz zur Tür: rückwärts.
Und vom Fenster zum Schreibtisch: seitwärts.
Und von der Tür zum Arbeitsplatz: seitwärts.
Du könntest auch mal einen kleinen Spaziergang rückwärts machen.
Falls dir das peinlich ist: Mache es zusammen mit deinem Kind oder mit dem Kind von Freunden.
Für die ist das kinderleicht.
Nimm dir ein Beispiel an kinderleichtem Spaß: Geh rückwärts!
Mit ein wenig Übung kannst du sogar einen kleinen Sprint im Rückwärtsgang machen.
Trau dich mal raus aus dem Alltagstrott! Zehn Schritte werden wohl noch drin sein.

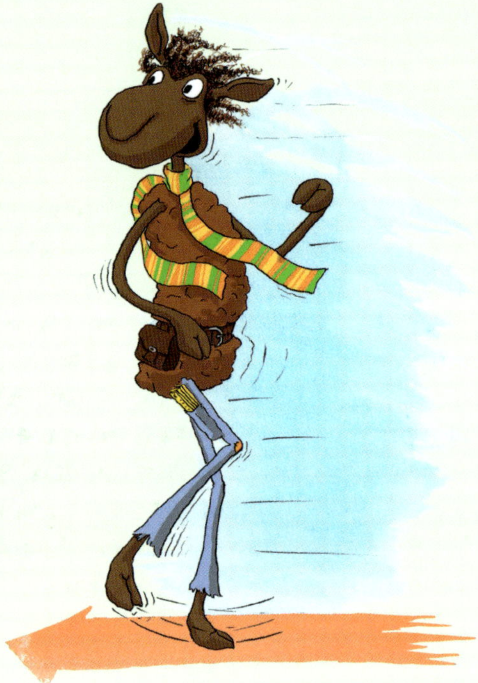

Dein Gehirn freut sich über andere Vorgehensweisen. Fröhliche Abwechslung ist erholsam!

Warum »Hüpfen«, »Lachen« und »Rückwärtsgang« hilft

Unser Körper ist nicht zum Sitzen konstruiert. Aber viele moderne Arbeitsmenschen bewegen sich viel zu wenig. Das verlangsamt den Stoffwechsel und führt zu zahlreichen unerfreulichen Folgekrankheiten. Oft machen wir nur Faultier-Pausen mit wenig Bewegung. Ein bisschen Rumstehen am Kaffeeautomaten, Rumspielen am PC – das ist für dein Gehirn leider kaum erholsam.

- Hüpfen ist eine Aufwärtsbewegung. Das aktiviert nicht nur deine Muskeln, sondern auch dein Gehirn. Die Emotionsareale interpretieren »aufwärts« als Freude. Das führt zur Produktion antidepressiver Hormone.
- Rückwärtsgang (und auch Seitwärtsgang) ist für die motorischen Areale des Großhirns eine interessante und amüsante Abwechslung. Diese Spaßbewegungen erzeugen Neurotransmitter, die deine Stimmung verbessern. Dein Kleinhirn als Koordinator dieser Bewegungen mischt auch mit. Das bedeutet eine kleine Verschnaufpause für andere Gehirnbereiche, die über Problemlösungen und sonstigen Arbeitsabläufen gebrütet haben.
- Lachen ist gesunder Betriebssport. Dabei werden dein Zwerchfell, dein Brustkorb und viele Muskeln in deinem Gesicht bewegt und gelockert. Dieser muskuläre Bewegungseffekt wird über Nervenbahnen an das Gehirn weitergeleitet. Das Ergebnis: **Freude.** Und diese Emotion aktiviert auch die passenden Hormone.

Merke: Wer lange sitzt, ist früher tot. Dein Gehirn braucht und liebt spaßige Bewegungspausen.

Übung 7

Freundlichkeit

Handspiegel

Heute schon mal freundlich geschaut?
Oder freundlich angeschaut worden?
Wie auch immer: Für dieses Selfie brauchst du nur deine eigene Hand.
Hebe deinen Arm ein wenig hoch.
Öffne deine Hand mit der Innenfläche zu deinem Gesicht.
Stell dir deine Hand als einen kleinen imaginären Handspiegel vor.
Spiegle dich in diesem Handspiegel.
Schau dich wohlwollend an.
Jetzt nicke dir zu.
Jetzt lächle dir zu.
Na, geht doch!
Und nun ein kleines Victory-Zeichen.
Jetzt winke dir in deinem Handspiegel zu.
Und jetzt – bitte – noch ein kleiner Luftkuss.
Und danach die Hand auf deine Herzgegend legen.

Mach diese Übung schon morgens, bevor du aus dem Haus gehst.
Dein kleines, freundliches Lächeln für dich wird dich stärken. Und andere anstecken.

Lächle dich tagsüber immer wieder mal an – ganz besonders nach unerfreulichen Begegnungen der dritten Art.
Selbstmitgefühl stärkt.

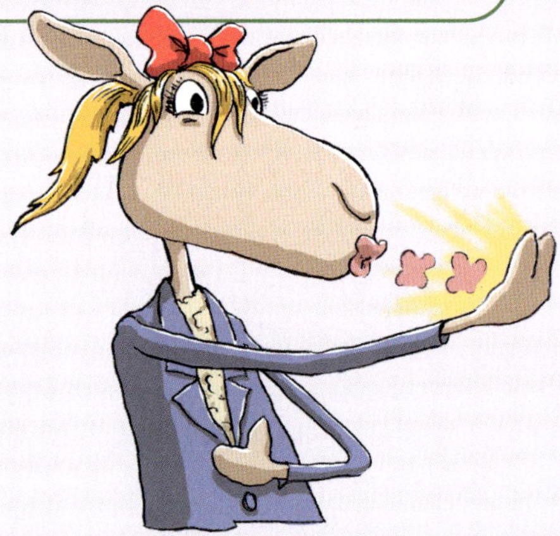

Warum »Handspiegel« hilft

Kleine 8-Sekunden-Übung – große Wirkung
Arm- und Handbewegungen beschäftigen das motorische Areal in deinem Großhirn. Auch dein Sehnerv ist freudig aktiv. Die beglückenden Bilder, die er auffängt – Lächeln, Kopfnicken, Victory-Zeichen, Kuss –, leitet er an die Sehrinde im Gehirn weiter. Das begünstigt die Bildung von antidepressiven Hormonen und Endorphin, das körperliche und seelische Schmerzen verringert.

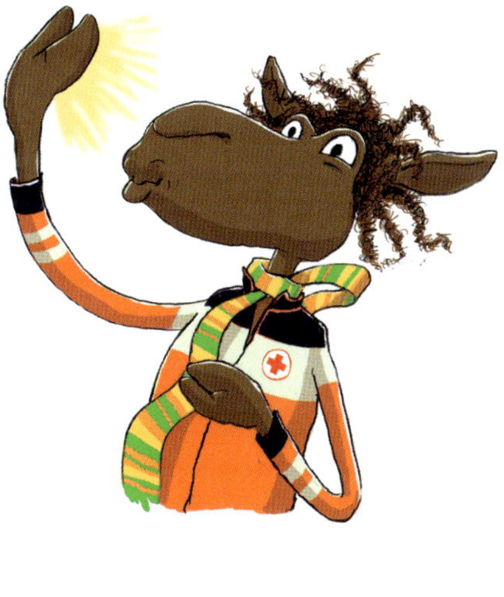

Beim Lächeln und beim Spiegel-Kuss werden viele Gesichtsmuskeln lustvoll aktiviert. Diese Info wird über beteiligte Nerven an dein Gehirn weitergeleitet. Ergebnis: Stärkung von Wohlbefinden und Selbstwert.
Die Berührung deiner Herzgegend – Stimulierung des Nervus vagus – potenziert diesen Effekt: Wertschätzung für dich selbst – leistungsunabhängig. Einfach so. Egal, wie abweisend dir deine Arbeitswelt erscheinen mag: Mit dieser Übung kannst du Wohlwollen für dich entwickeln und auch anderen Menschen davon etwas abgeben. Sie kann dich auch von krankhaftem Narzissmus und selbstzerstörerischen Tendenzen abhalten.

Dein freundlicher, anerkennender Blick auf dich stärkt deine Würde und gibt dir Halt und Schutz.

Zum guten Schluss: Nerven-Workflow-To-do-Liste und Kleiner Nerven-Notfallkoffer

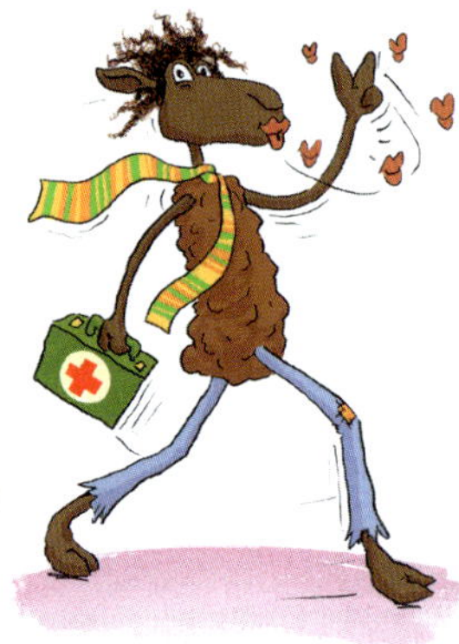

Ja, die Arbeitswelt verändert sich. Höchste Zeit, auch dein Verhalten zu ändern! Entwickle ein mentales Stabilisierungsritual. Pack dir einen kleinen mentalen Notfallkoffer. Beginne morgens nach dem Motto »A good start is half the battle«:

- Gehe hüftschwingend ins Bad.
- Lächle dich im Spiegel an.
- Verlasse deine Wohnung mit Handkuss und Victory-Zeichen.

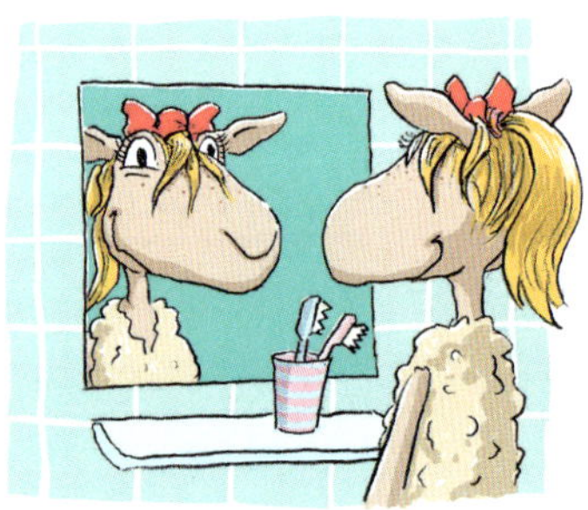

Tagsüber gibt es viele Gelegenheiten für eine Auszeit von 30 Sekunden bis 3 Minuten:

- Überprüfe deinen Energiehaushalt (»Handschale«).
- Atme fünfmal langsam ein und aus.
- Schließe für 10 Sekunden deine Augen.
- Hüpfe ein paarmal.

Lass am Abend dein Gehirn zur Ruhe kommen:

- Erinnere dich an erfreuliche Begebenheiten des Tages – und wenn es nur die Tatsache ist, dass du den Tag gut überlebt hast.
- Bewege dich langsam, um dein Betriebssystem herunterzufahren.
- Beende Bildschirmarbeit mindestens eine

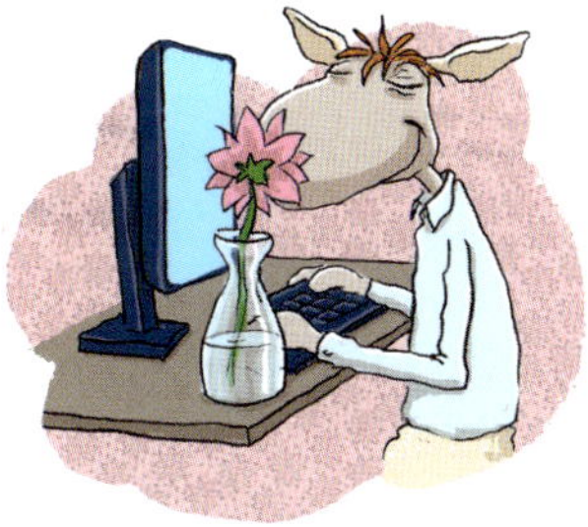

Stunde vor dem Schlafen. Dein Gehirn braucht offline, um in den Schlafmodus umzuschalten.

- Ziehe dir zum Schlafen eine Mütze über Augen und Ohren. Dadurch kommt dein Gehirn besser zur Ruhe.
- Vermeide Alkohol und Drogen. Das hilft nicht weiter, sondern gibt dir den Rest.

Mentales Work-out geht immer.
Deshalb gleich noch eine **kleine BODY 2 BRAIN CCM® Übung:**
Handraute! Atme ruhig ein: 1 – 2 – 3.
Atme ruhig aus: 4 – 5 – 6 – 7 – 8. Aaahhh!
Und lächle!

Übernimm Verantwortung für deine Gesundheit an deinem Arbeitsplatz. Entwickle Fürsorge für dich und Achtsamkeit für dein Nervenkostüm.

- Lass immer wieder einen Psycho-Virenscanner deine Arbeitsabläufe überprüfen.
- Mach ein tägliches Update für deine körperliche und psychomentale Gesundheit.
- Lebe und arbeite klug und selbstbestimmt.
- Gönne dir innere Leichtigkeit, Freiheit und Wohlfühlminuten.
- Zieh mal den Stress-Stecker!

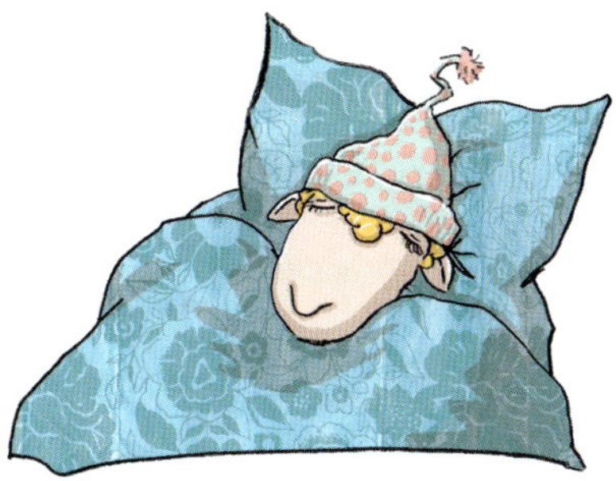

Schöne neue Arbeitswelt?!

»Sei gütig, denn alle Menschen, denen du begegnest, kämpfen einen schweren Kampf.«
PLATON

Für neue Arbeitswelten braucht es neue Arbeitsweisen.
Für Geld kannst du nicht alles kaufen. Und Karriere ist nicht alles. Mach dich lieber psychomental fit für die Zukunft. Dann stellt sich berufliche Karriere leichter ein. Deshalb noch ein paar Empfehlungen.
Ändere Arbeitsabläufe und Verhaltensmuster so, dass du gesundheitliche Vorteile hast:

- Sitze aufrecht mit erhobenem Kopf, wenn du auf dem iPhone deine E-Mails checkst. Denn dein gesenkter Kopf drückt die Stimmung.
- Mache Meetings öfter im Stehen, denn häufiges Sitzen verkürzt deine Lebenszeit und macht dich anfälliger für depressive Gefühle. Die Meetings werden sich dadurch erstaunlich verkürzen.
- Optimiere deine Brille: Spezielle Glasbeschichtungen können den Einfluss von LED- und Bildschirmlicht reduzieren.
- Starre nicht wie paralysiert abends in die Glotze. Täglicher Fernsehkonsum von mehr als vier Stunden lässt das Gehirn erwiesenermaßen schrumpfen.
- Pflege Freundschaften, die dein Erleben von Liebe und Geborgenheit begünstigen. Opfere sie nicht deiner Karriere.
- Bemühe dich um eine angemessene Sprache und anständige Worte. Das unterstützt deine Gesundheit und beruhigt dein Gehirn.
- Sei freundlich zu dir, aber auch zu deinen Mitmenschen.
- Respektiere und erhalte die Umwelt.

Mach's gut – bleib cool

Nicht alles ist Schicksal und nicht alles ist Zufall. Ein wenig Spielraum und Entscheidungsfreiheit bleiben dir immer.
Deine Gedanken sind frei und dein Körper gehört dir. Das ist der Stoff, aus dem du Wohlbefinden und Gleichgewicht für dich jederzeit und überall herstellen kannst – körperlich und mental.
Während du diese Zeilen liest, haben dein geniales Gehirn und dein nicht minder kluger Körper bereits Ideen und Impulse – vertraue ihnen.

Und deshalb jetzt gleich: Nicht einfach das Buch zuklappen, sondern eine deiner Lieblingsübungen machen.

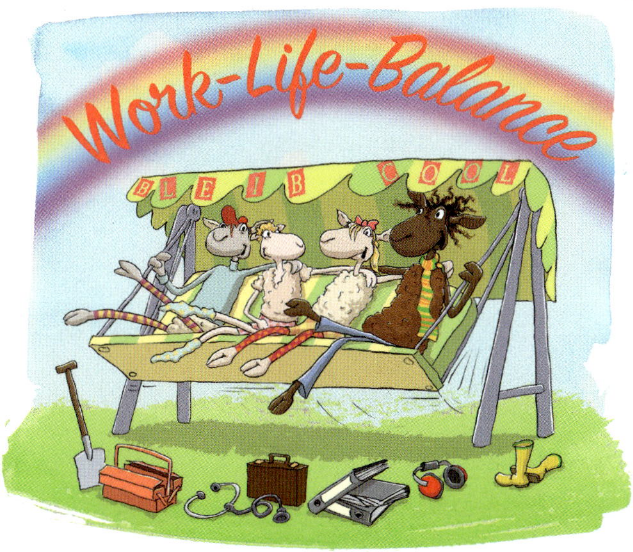

Lachen? Herzpflaster? Handraute?
In jedem Fall: Mach's dir leicht – spiel ein bisschen.

Schaukel dich leicht – hin und her, hin und her – im Rhythmus mit deinem Atem.

Die BODY 2 BRAIN CCM® Methode

BODY 2 BRAIN CCM® wird von vielen Menschen und Institutionen nutzbringend angewandt und wurde in zahlreiche Sprachen übersetzt. Unter www.croos-muller.de findest du

- Hinweise zur Ausbildung in der Methode,
- jeden Monat BODY 2 BRAIN CCM® Tipps,
- Feedbackformular.

Die Methode und die hier vorgestellten Übungen können kein Ersatz für Diagnostik oder notwendige Therapien bei Erkrankungen sein, sondern sind zur Ergänzung und Unterstützung in belastenden Lebenssituationen gedacht.
Sie dienen der Alltagsbewältigung und als vorbeugende Maßnahme im Sinne einer »Psychohygiene« und Selbstfürsorge, die jede Frau und jeder Mann in irgendeiner Form regelmäßig praktizieren sollte für ein gelingendes Leben.

Dank an

- alle Gestressten als Impulsgeber für dieses kleine Überlebensbuch,
- den Work-Life-Balance Ehemann Wilfried Müller,
- das arbeitsame Kösel-Team, besonders Gerhard Plachta,
- meinen IT-»Notarzt« Anton Langwieser.

Zur Autorin

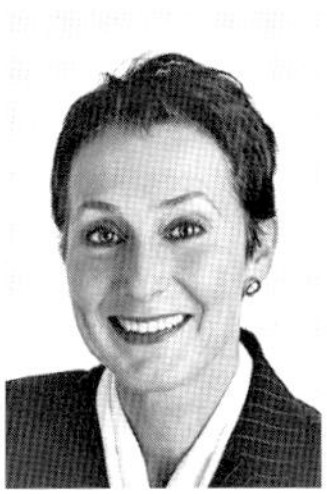

© Beatrix Heiloway

Dr. med. Claudia Croos-Müller ist Fachärztin für Neurologie, Nervenheilkunde und Psychotherapie in eigener Praxis und ehem. Chefärztin am RoMed Klinikum Rosenheim. Sie ist Europa-zertifizierte EMDR-Therapeutin und Traumatherapeutin. Die von ihr entwickelte BODY 2 BRAIN CCM® Methode beinhaltet einfach erlernbare Körperübungen, die zu einer sofort spürbaren emotionalen Regulierung und Stabilisierung führen. Ihre Vision: psychomentale Gesundheit für alle.
Mehr dazu unter
www.croos-mueller.de.

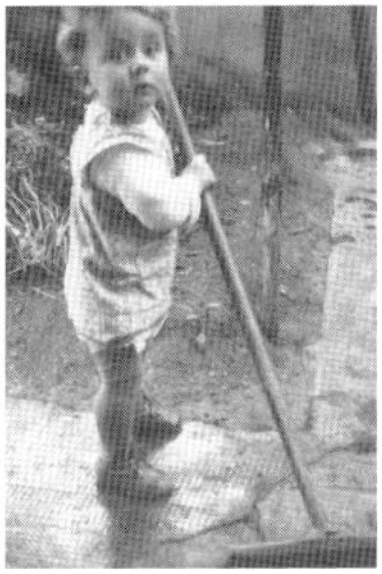

Zum Illustrator

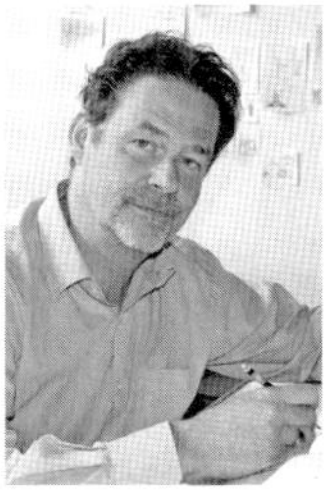

© Andrea Köhler

Kai Pannen lebt als Kinderbuchautor und Illustrator in Hamburg. Geboren am Niederrhein, studierte er in Köln Malerei und Film, um danach als Illustrator und Trickfilmer zu arbeiten. Seine »Gute-Laune-Schafe« zeichnet er von Beginn an für die »kleinen Überlebensbücher« von Dr. Claudia Croos-Müller. Daneben schreibt er erfolgreich Kinderbücher und ist als preisgekrönter Vorleser in ganz Deutschland unterwegs.
Kai Pannen liebt die Vielfalt seines Berufs.
Und wenn es manchmal stressig wird?
Kein Problem! Er hat ja seine Schafe als seine erfahrenen Stressberater.
www.kaipannen.de

Die Autorin hatte schon immer Arbeitslust.

Und noch mehr BODY 2 BRAIN CCM® Tipps für starke Nerven!

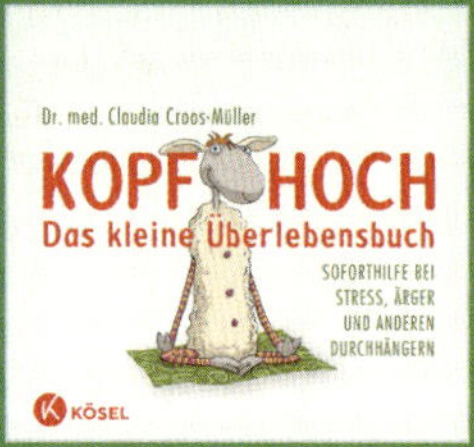

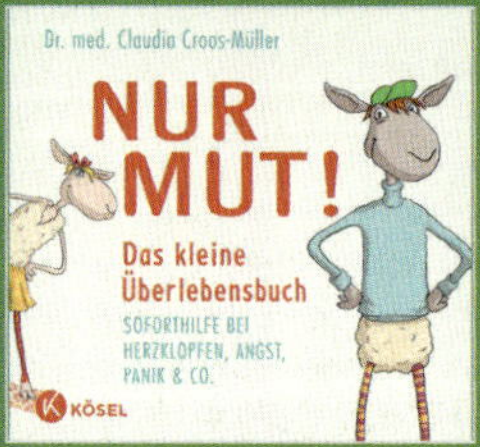

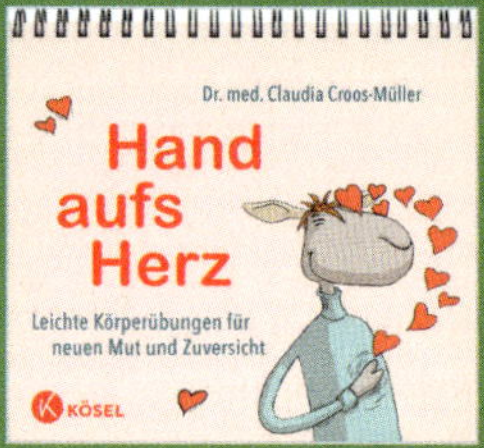

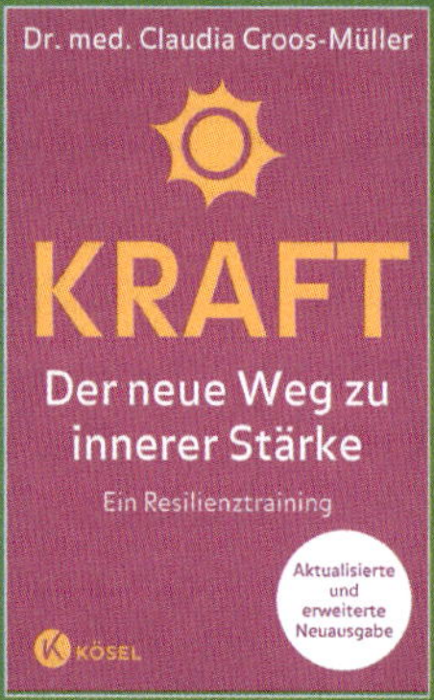

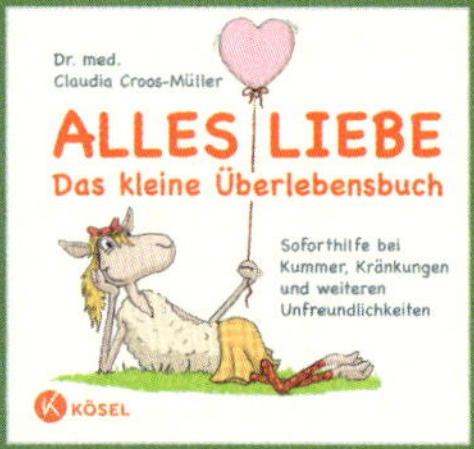

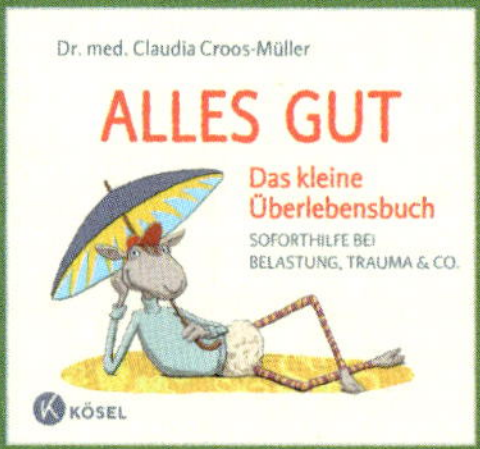

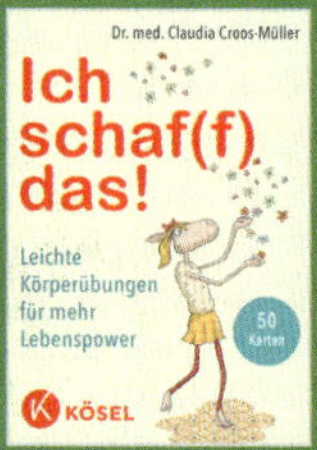

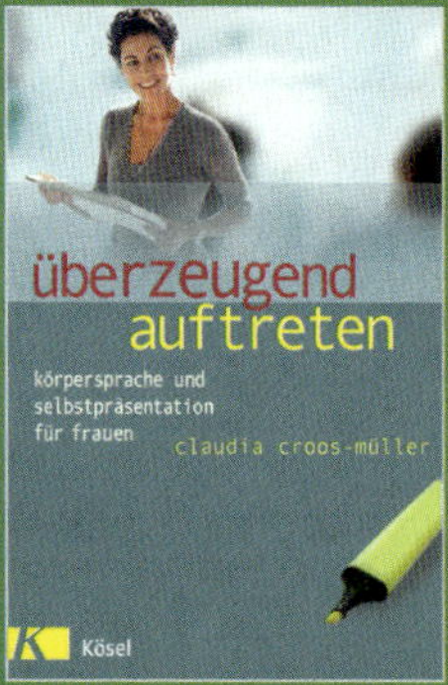

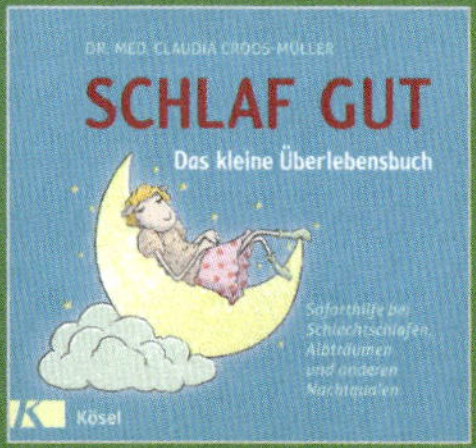

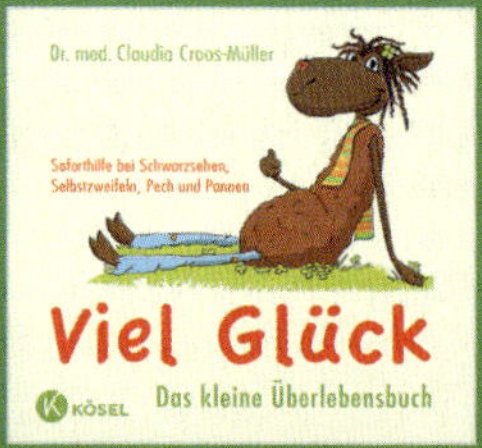

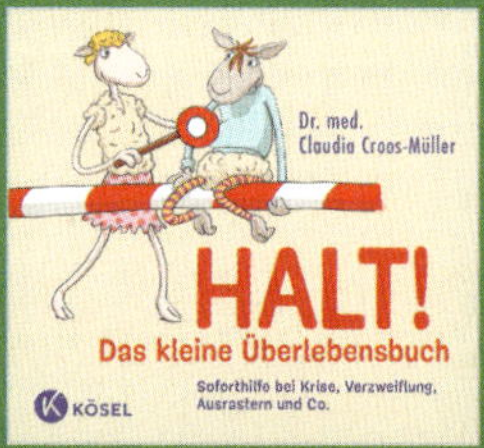